NOTIONS MÉDICALES

SUR LA

ROUGEOLE

MISES A LA PORTÉE DE TOUS

Par le Docteur G. OLLIVIER

DE LA FACULTÉ DE PARIS

Ancien externe des Hôpitaux de Paris et ancien interne de l'Hospice général de Tours, ex-chirurgien aide-major de 1re classe dans l'armée auxiliaire (1870-71), membre de la Société médicale et scientifique de Reims, membre de l'Association confraternelle des Médecins de la Marne, etc.

CHALONS-SUR-MARNE

Imprimerie LE ROY, rue d'Orfeuil, 19

1879

NOTIONS MÉDICALES

SUR LA

ROUGEOLE

MISES A LA PORTÉE DE TOUS

Par le Docteur G. OLLIVIER

DE LA FACULTÉ DE PARIS

Ancien externe des Hôpitaux de Paris et ancien interne de l'Hospice général de Tours, ex-chirurgien aide-major de 1re classe dans l'armée auxiliaire (1870-71), membre de la Société médicale et scientifique de Reims, membre de l'Association confraternelle des Médecins de la Marne, etc.

CHALONS-SUR-MARNE

Imprimerie LE ROY, rue d'Orfeuil, 19

—

1879

A M. LÉON CHARLOT

Licencié en droit

Notaire à Orbais & Maire de cette ville

ET

A M. DENIZART

Négociant à Orbais & Adjoint au Maire

Permettez-moi de vous dédier ce petit travail, faible témoignage de ma profonde estime et de ma sincère amitié, et de vous exprimer ici mes sentiments de reconnaissance pour le sympathique accueil que j'ai reçu de vous et des habitants de cette charmante petite ville.

Orbais-l'Abbaye, 22 *mars* 1879.

Dr G. OLLIVIER.

PRÉFACE

Vers la fin de l'année 1878 et le commencement de 1879, une épidémie de rougeole s'est développée dans nos contrées ; elle s'est montrée généralement assez bénigne. Néanmoins, en présence d'une maladie semblable, le désir de posséder des renseignements utiles sur le genre d'affection régnante a engagé beaucoup de personnes à m'adresser de nombreuses questions sur ce sujet. C'est pour satisfaire cette intelligente curiosité que j'ai écrit les lignes suivantes.

Je ne prétends rien dire de nouveau sur la rougeole : j'ai seulement essayé de mettre à la portée de tout le monde quelques-unes des notions scientifiques dont j'ai pu souvent dans ma pratique vérifier l'exactitude. Comme il est parfois difficile d'exprimer certaines idées sans avoir recours aux termes techniques qui les caractérisent, je prie le lecteur de m'accorder son indulgence. En outre, j'ai cru rendre service au public en démasquant à l'occasion les manœuvres du charlatanisme; tous mes confrères ne manqueront pas de m'approuver, puisque je soutiens ainsi les intérêts moraux de notre profession dont le vrai but est avant tout de secourir nos semblables et non d'exploiter le malheur.

GÉNÉRALITÉS & PATHOGÉNIE [1]

Il existe un certain nombre de maladies qui manquent de localisation fixe : elles n'affectent pas seulement un organe, comme l'angine, la pneumonie, la gastrite, etc., elles attaquent l'organisme tout entier, et les lésions qu'elles provoquent sont multiples et diffuses.

La rougeole fait partie de cette classe, ainsi que la variole, la scarlatine, la fièvre typhoïde, le choléra, la syphilis, etc. Ce sont des affections généralisées et, dès leur début, la multiplicité de leurs déterminations locales démontre l'existence d'une altération constitutionnelle antérieure, d'une sorte d'empoisonnement. Dans ces maladies, le sang a subi, sous l'influence d'un virus ou d'un ferment spécial, une certaine modification qui résulte du développement, du fonctionnement vital et de la reproduction dans ce liquide d'organismes inférieurs végétaux ou animaux.

(1) Origine de la maladie.

En conséquence, l'individu tout entier subit l'influence fâcheuse de cet empoisonnement. Les centres nerveux, par exemple, (cerveau, moelle épinière et ganglions du grand sympathique), dont les cellules délicates ne reçoivent plus qu'un sang vicié et ne sont plus soumises à leur excitant normal, ne remplissent qu'imparfaitement leurs fonctions ; or, ce système central, au moyen des nerfs périphériques, tient sous sa dépendance tous les organes du corps ; il les dirige, leur distribue la vie et règle leurs mouvements ; dès lors il ne lui est plus possible d'exécuter normalement tous ces actes. En outre, les autres organes étant également nourris par un sang altéré, on conçoit que toute l'économie éprouve à la fois une profonde perturbation.

La plupart des maladies suscitées par la présence dans la circulation d'un agent morbigène l'infectant à la manière d'un poison, sont contagieuses ou même épidémiques. On appelle maladie contagieuse celle qui se transmet par voie de contact ou par inoculation, et maladie épidémique celle dont la transmission rapide et indirecte peut avoir lieu par l'air ambiant.

Pour qu'une maladie contagieuse soit épidémique, il faut que son principe soit diffusible et qu'il soit facilement régénéré par l'organisme qui le reçoit.

Ainsi, le poison de la syphilis, comme celui de la rage, ne possède que la transmissibilité immédiate et fixe des virus ; il n'est pas diffusible ; il ne peut affecter un organisme sain que par inoculation, pour ainsi dire par effraction ; aussi ces maladies ne peuvent pas être épidémiques. D'autres poisons, au contraire, avec cette transmission fixe, possèdent la diffusibilité plus ou moins distante et peuvent se transmettre par l'intermédiaire de l'atmosphère servant de véhicule aux produits toxiques émanés du malade : tels sont ceux de la rougeole, de la variole, de la scarlatine, de la peste, etc., c'est pourquoi ces maladies, qui sont inoculables, peuvent également être épidémiques. Enfin, d'autres poisons, tout en étant régénérés par le malade, ne peuvent s'inoculer avec la lancette et n'ont que la transmission par diffusion : choléra, suette miliaire, dyssenterie, fièvre typhoïde, etc.

On voit qu'une affection épidémique est toujours contagieuse et que l'épidémie n'est qu'une contagion multipliée et rapide dans laquelle le lien de transmission nous échappe : la maladie semble naître spontanément sur un certain nombre d'individus à la fois et, en réalité, elle a pour unique cause l'absorption des émanations morbigènes.

Il est positivement établi que l'on ne peut contracter la rougeole sans avoir été infecté par un individu atteint lui-même de cette maladie. On a objecté, il est vrai, qu'elle n'a pu se développer de cette manière lors de sa première apparition et pour cette raison, on a admis la possibilité d'une manifestation spontanée se renouvelant encore aujourd'hui. Cette remarque s'applique à toutes les maladies contagieuses. Mais, d'un côté, des observations infiniment nombreuses prouvent que la rougeole ne se présente pas sans avoir été importée, et, d'un autre côté, on n'a jamais pu démontrer qu'elle soit née spontanément. Quant à savoir de quelle manière le premier cas a pris naissance, cette question est complètement en dehors du cercle des investigations scientifiques possibles.

La nature intime du poison rubéolique est à peine connue ; pendant longtemps cette substance infectante n'a pu être constatée avec précision ni par la chimie, ni par le microscope.

Le docteur Salisbury, de Newark (Ohio), attribue la rougeole à une intoxication produite par les spores d'un champignon qui se développe sur les céréales et particulièrement sur le blé ; il avait vu des ouvriers, occupés à remuer de la paille altérée dont les moisissures volaient en l'air, être pris de lassitude, de coryza, de larmoiement et d'une fièvre suivie d'une éruption morbilleuse de trois jours ; en outre, l'inoculation directe de ces spores sous l'épiderme ayant occasionné les mêmes accidents, il en a conclu que c'était une rougeole spéciale, dont l'origine pouvait éclairer la nature de la rougeole ordinaire.

Plus tard, un Allemand nommé Hallier a découvert dans le sang et les crachats d'individus atteints de la rougeole, des cellules d'un champignon ou ferment extrêmement petit, le *mucor muado verus*, qui se reproduit dans certains milieux avec la plus grande facilité. Ces recherches ont été suivies de beaucoup d'autres et aujourd'hui, quoique l'on ne soit pas encore fixé sur l'espèce animale ou végétale du poison rubéolique, il est acquis à la science que la contagion de cette maladie dépend de la transmission d'organismes inférieurs assez ténus pour se soustraire à une observation directe bien précise.

Cette substance organisée se multiplie dans le corps du malade de telle sorte qu'un seul cas de rougeole peut être le point de départ d'une épidémie : le poison, loin de s'épuiser en se propageant, augmente au contraire d'intensité et la maladie ne disparaît dans une localité que lorsqu'elle a infecté tous les individus qui se trouvaient alors en état de la contracter.

Le sang, les larmes et la sécrétion des voies respiratoires sont les véhicules du principe de la rougeole : les inoculations faites avec ces liquides ont généralement fait éclore la maladie chez des individus parfaitement bien portants. Mais, dans la plupart des cas, la rougeole éclatant chez des personnes qui se sont simplement trouvées dans le voisinage des malades, il est hors de doute que le principe morbigène est également contenu dans les émanations de la peau et du poumon. Des observations très-frappantes ont même établi que ce poison contenu dans l'air peut être transporté par les vêtements des personnes saines qui restent épargnées par l'affection, et que ce transport peut s'effectuer à de grandes distances, à travers le vent et la pluie, sans que le virus perde quelque chose de son activité.

C'est pendant la durée de l'éruption que la rougeole possède au plus haut degré son caractère contagieux : elle le conserve aussi pendant la desquammation et de nombreux faits démontrent son existence pendant la période prodromale. On a cru à tort que la rougeole était surtout contagieuse pendant la desquammation, à la fin de la maladie, parce que l'on n'a pas tenu compte de la durée de l'incubation : on appelle ainsi le temps qui s'écoule depuis le moment précis de l'infection jusqu'au jour où se montrent les premiers symptômes morbides, période qui dure une ou deux semaines. Chez l'enfant contaminé par son frère ou sa sœur, la maladie se déclare, il est vrai, pendant que le premier atteint est en convalescence, mais l'existence du temps de l'incubation nous oblige à admettre que la contagion a eu lieu, soit pendant l'éruption, soit pendant l'invasion de la maladie.

La multiplicité des cas de rougeole qui éclatent dans les écoles prouve clairement que la contagion peut avoir lieu avant l'éruption, pendant la période prodromale (invasion), dont la durée est de quatre jours pleins. Généralement on interdit les classes à tout enfant dont la desquammation n'est pas achevée ou qui présente des rougeurs suspectes, mais on permet à tort à ceux qui sont atteints de toux, de coryza et de larmoiement de rester assis sur les bancs auprès des enfants sains. C'est parce que la rougeole est contagieuse dès l'apparition de ses premiers symptômes que les écoles se trouvent rapidement dépeuplées, avant même que les premiers malades soient entièrement guéris et aient pu fréquenter leurs camarades. Il est donc nécessaire, dans l'intérêt de la santé publique, de fermer les écoles et surtout les asiles dès le commencement de l'épidémie, ou du moins de renvoyer chez lui tout enfant présentant le moindre symptôme du début de l'affection (coryza, larmoiement, toux, fièvre) et, par prudence, de ne permettre ses rapports avec ses condisciples que huit jours au moins après sa guérison complète.

La prédisposition à la rougeole est presque générale : il est peu d'individu qui ne soit atteint de cette maladie une fois dans le cours de son existence. Mais, de même que la variole, la scarlatine, la fièvre typhoïde, la syphilis, etc., la rougeole se reproduit rarement sur le même sujet : une première atteinte confère l'immunité pour un temps variable généralement indéfini.

C'est une erreur de croire que la rougeole est particulière aux enfants : en France, où elle règne assez souvent, la plupart des habitants la contractent dès leur enfance et, dans un âge plus avancé, ils en ont ainsi perdu la prédisposition.

Mais il est certain que toute personne qui n'en a jamais été affectée se trouve par cela même en état de réceptivité organique par rapport à cette maladie. Dans les contrées isolées de toute communication où elle s'observe rarement, il est facile de s'assurer que la prédisposition à la rougeole n'est pas plus forte pour les enfants que pour les adultes. Il y a quelques années, elle n'avait pas sévi dans les îles Feroër depuis 65 ans ; l'importation d'un seul cas fut suivi d'abord de l'infection de la famille du malade, qui communiqua la maladie à d'autres individus ; ils constituèrent chacun autant de nouveaux foyers d'épidémie, et, dans l'espace de sept mois, 6,000 habitants environ, sur 7,782 que comptent ces îles, en furent affectés (Niemeyer). Tous ceux qui avaient dépassé l'âge de 65 ans et qui, par conséquent, avaient pu avoir la rougeole dans leur enfance, furent respectés ; il en fut de même de ceux qui en avaient été atteints à l'étranger. On peut faire des observations analogues dans nos villages où le premier cas est toujours importé accidentellement.

Les enfants de moins de six mois sont ordinairement épargnés. Dans la vieillesse, cette maladie est également assez rare. Les affections chroniques, ainsi que la grossesse, et les couches, n'en mettent pas à l'abri. Lorsque, dans une maladie aiguë de quelque nature qu'elle soit, il y a eu contagion, la rougeole n'éclate que quand celle-ci a terminé son évolution.

En outre, comme toutes les maladies infectieuses aiguës, elle exclut tout autre état morbide de ce genre, c'est-à-dire que, sur le même sujet, il ne peut se développer simultanément plusieurs fièvres éruptives. Cette vérité fait disparaître les craintes apportées dans les familles par les mensonges de certains charlatans : pour rendre leurs cures plus merveilleuses, ils font croire parfois qu'un malade, pris simplement de rougeole, est affecté de plusieurs maladies concomitantes. Une dame me racontait un jour qu'un de ces hommes sans conscience affirmait que son enfant était atteint en même temps de cinq ou six fièvres éruptives ; l'enfant guérit facilement et les honoraires du pseudo-médecin furent naturellement en rapport avec le nombre et la gravité des maladies fictives. Il est toujours préjudiciable de donner sa confiance à des gens ignorants ou trompeurs.

Le poison de rougeole étant transmissible à distance et reproductible dans l'organisme qui le reçoit, cette maladie se manifeste nécessairement par des épidémies: elles sont d'autant plus vastes que les communications sont plus fréquentes dans la région infectée, et, comme la rougeole ne se développe qu'une fois sur le même individu, le nombre des sujets atteints dépend du temps écoulé depuis la dernière épidémie et de la quantité des personnes primitivement épargnées.

Cependant beaucoup de personnes affirment que leurs enfants ont eu cette affection plusieurs fois de suite ; cette erreur est due simplement à une faute de diagnostic: dans le public, en effet, on appelle souvent rougeole toute maladie accompagnée d'une rougeur des téguments ; or, il existe un certain nombre d'affections aigues ayant pour élément une éruption (exanthème) qui ressemble plus ou moins à celle qui nous occupe. Ces maladies seront citées plus loin et l'on verra que quelques-unes d'entre elles, quand elles sont légères, peuvent facilement être confondues avec une rougeole bénigne même par des praticiens exercés et, à plus forte raison, par des personnes étrangères à la science.

Les conditions athmosphériques ne paraissent pas influencer sensiblement l'extension de l'épidémie ; ce qui le prouve, c'est que la plupart des auteurs sont en désaccord sur ce point : les uns prétendent que la rougeole est favorisée par l'humidité et le froid ; les autres affirment le contraire ; l'un parle de l'été, l'autre de l'hiver. Dans l'épidémie que j'ai observée cet hiver, avant que la totalité des enfants eut été contaminée, le nombre des cas de rougeole a considérablement diminué pendant le moment où la terre a été couverte de neige, c'est-à-dire pendant trois semaines ; doit-on attribuer cette interruption à l'influence sur la contagion de l'abaissement de température, ou bien simplement à la difficulté des communications rendues alors beaucoup moins fréquentes ?

SYMPTOMES & DIAGNOSTIC

Depuis le moment où la contagion s'opère jusqu'au jour où la maladie éclate, il s'écoule un certain laps de temps que l'on appelle *incubation*. Pour contracter la rougeole, l'individu a respiré ou absorbé, sans en avoir conscience, quelques-uns des végétaux ou animaux microscopiques dont il a été question ; dès lors il se trouve en puissance de la maladie et rien ne pourra en empêcher le développement. Ces êtres circulent dans son sang, s'y développent et s'y reproduisent avec rapidité : cependant ils sont encore en trop petite quantité pour que leur influence nuisible puisse se manifester par quelque réaction de l'économie et l'individu paraît en bonne santé ; mais, après quelques jours, une ou deux semaines en général, leur nombre s'étant considérablement accru, cet état n'est plus compatible avec le fonctionnement normal des organes et les symptômes morbides apparaissent. L'organisme cherche pour ainsi dire à se débarrasser des parasites qui l'envahissent et cette lutte naturelle constitue la maladie dont je vais donner un aperçu.

La rougeole commence de la même manière que la plupart des affections aiguës à début brusque ou semi-brusque : le malade éprouve des frissons irréguliers, des lassitudes, un certain malaise général, des maux de tête, de l'agitation nerveuse, des nausées et même des vomissements ; en même temps, s'allume une fièvre en rapport avec l'intensité de la maladie : la fréquence du pouls est augmentée et la température du corps, qui est normalement de 37° 5, s'élève d'un degré ou même d'un degré et demi.

Puis apparaissent certains phénomènes locaux caractéristiques : les yeux rouges et larmoyants évitent la lumière (photophobie) ; le nez, non perméable à l'air, laisse écouler une sécrétion limpide et salée ; il est le siège d'une démangeaison qui provoque souvent des éternuements et l'on observe même des saignements de nez (épistaxis). Cette inflammation catarrhale des yeux et du nez (catarrhe oculo-nasal) s'étend dans l'arrière-bouche, se développe en même temps dans le larynx et dans les bronches jusque dans leurs divisions les plus tenues et détermine une toux rauque, sèche et quinteuse, sans expectoration, accompagnée d'une voix enrouée et d'une oppression plus ou moins grande. Ces phénomènes inflammatoires sont causés par une fluxion vers les téguments internes, ou membranes muqueuses, analogue à celle qui se produira sur la peau et qui constituera l'éruption.

Tel est le début ordinaire de la rougeole. En dehors du catarrhe oculo-nasal, aucun de ces symptômes n'offre une particularité assez distinctive pour indiquer clairement la maladie qui commence ; le médecin le plus habile, s'il ignore l'existence de cas de rougeole dans la localité ou dans les environs, ne pourra pas le plus souvent, avec ces seules données, reconnaître l'affection rubéolique dans la fièvre catarrhale qu'il aura sous les yeux.

Cette période prodromale (*invasion*) a une durée moyenne de quatre jours entiers. Elle se distingue du commencement des autres fièvres éruptives par le catarrhe du nez et des yeux et par une rémission notable dans la fièvre vers le troisième jour. Pour la variole, ce stade ne dure que trois jours, ou même que deux fois 24 heures; il est caractérisé par des maux de reins violents (rachialgie). Pour la scarlatine, il a une durée de deux jours seulement; la fièvre est beaucoup plus forte et une angine accentuée remplace le catarrhe oculo-nasal. Aucune rémission fébrile n'est observée pendant l'invasion de ces maladies.

A la fin du quatrième jour ou au commencement du cinquième apparaît l'*exanthème* qui ne laisse aucun doute sur la nature de l'affection ; il est constitué par des taches rouges, irrégulièrement arrondies, ressemblant à des morsures de puces, tantôt isolées et distinctes (discrètes), tantôt réunies en groupes (corymbes), tantôt enfin tellement nombreuses qu'elles se confondent entre elles et forment une surface entièrement rouge (confluentes). Cette éruption débute à la face, principalement au menton, aux paupières, autour de la bouche ; de là elle gagne le cou, le tronc, les membres et en 24 ou 36 heures, sa sortie est entièrement achevée. Deux ou trois jours après, elle pâlit sur le visage dont la turgescence diminue ; les taches perdent leur auréole rose et disparaissent rapidement ; celles du tronc et des membres qui se sont montrées en dernier lieu, subissent consécutivement la même évolution, et la période de desquammation commence.

Pendant ce stade d'éruption les phénomènes catarrhaux se continuent, tout en se modifiant; le larmoiement et le gonflement des paupières suit presque les mêmes phases que l'exanthème : le liquide nasal devient muqueux et opaque ; la toux moins sèche et moins pénible indique que la bronchite arrive à la coction; le malade expectore facilement; l'auscultation, qui, dans la première période, ne permettait d'entendre que des sifflements rudes (râles sibilants et ronflants), laisse percevoir nettement un bruit de bulles qui se crèvent (râles muqueux), bruit dû à l'air qui, passant avec force dans les petits tuyaux bronchiques, y rencontre les mucosités que doit rejeter le malade.

Cependant l'état général ne s'améliore qu'au septième ou huitième jour de la maladie (troisième ou quatrième de l'éruption) ; alors seulement la fièvre cesse et le malade éprouve un soulagement sensible. Dans la rougeole normale, sans complication, l'amélioration est définitive et la convalescence commence avec la *desquammation.*

Pendant cette dernière période, on remarque à la place où les taches avaient leur siége, un soulèvement furfuracé de l'épiderme ; les lamelles sont surtout visibles à la face, au cou et aux mains ; la bronchite disparaît lentement et la rougeole, douze ou quinze jours après son début, a parcouru toutes ses phases.

Il est des maladies avec lesquelles la rougeole a quelque ressemblance ; elles peuvent parfois être confondues avec elle et il est utile d'en dire quelques mots.

L'éruption des roséoles ressemble en tous points à celle de la rougeole : l'invasion fébrile dure trois ou quatre jours, mais le catarrhe oculo-nasal manque complètement. Suivant M. le professeur Jaccoud : « Ces maladies sont observées au printemps, en été et en automne : de là les noms de roséole vernale, estivale, automnale, sous lesquels elles sont souvent désignées ; elles sont provoquées par l'action de la chaleur, par la sueur, et dans ce cas, l'éruption peut être bornée aux parties découvertes ; dans d'autres circonstances, la maladie est tout à fait spontanée, et c'est alors surtout qu'on observe la forme prolongée. » J'ai pu souvent constater que la rougeole légitime engendre une véritable roséole fébrile, et que cette maladie, développée dans ces conditions, peut reproduire par contagion une rougeole normale ; aussi suis-je convaincu que les deux maladies sont alors identiques dans leur nature, la seconde n'étant qu'un degré moindre de la première. La roséole, contractée ainsi, confère-t-elle l'immunité contre la rougeole ? Je le crois, et je pense qu'elle joue ici le rôle de la varioloïde vis-à-vis de la variole.

Les roséoles artificielles sont des éruptions accompagnées de fièvre et de malaise, et déterminées par l'absorption de diverses substances telles que : iodure de potassium, térébenthine, copahu, cubèbe, sulfate de quinine, etc. La notion de la cause établira le diagnostic et la suppression de celle-ci déterminera une prompte guérison.

La roséole syphilitique, très-rare dans les campagnes, diffère de la rougeole par sa durée, son mode de développement, la coexistence des autres symptômes de la syphilis, etc. ; l'erreur est difficile.

La scarlatine se distingue par une période d'invasion courte et violente, une éruption formant une rougeur uniforme, un engorgement ganglionnaire, une angine dominant souvent l'état morbide, une desquammation par plaques et non par lamelles, etc.

La rubéole est un mélange de scarlatine et de rougeole relativement à l'éruption seulement ; mais les symptômes fébriles et les déterminations locales sont toujours ceux de l'une ou de l'autre de ces maladies.

L'érythème est rarement accompagné de fièvre et jamais de catarrhe ; il occasionne des démangeaisons, se prolonge longtemps, ne débute pas par la face et ne peut être confondu avec une fièvre éruptive que dans des cas exceptionnels.

L'urticaire se reconnait à son éruption caractéristique, qui ressemble en tous points à des piqûres d'orties ; ce sont des taches larges, rouges et proéminentes ; le reste de la maladie diffère entièrement de la rougeole.

Pour ne pas continuer cette sèche énumération je me bornerai à dire que toutes les maladies dont l'un des symptômes est une éruption rouge à la peau, ont été et seront souvent confondues ensemble par le public. On comprend ainsi comment certaines personnes peuvent croire qu'un enfant ait été atteint de rougeole plusieurs fois dans son existence.

PHÉNOMÈNES INCONSTANTS, COMPLICATIONS & SUITES

On observe souvent dans la rougeole des symptômes qui ne se rencontrent pas dans tous les cas et qui, malgré leur apparente gravité, sont ordinairement compatibles avec une régularité parfaite dans les allures de la maladie. Les complications réellement dangereuses sont beaucoup moins fréquentes.

Pendant la période d'invasion, quand le larynx est envahi par l'inflammation catarrhale, l'enfant malade a de l'oppression, des accès de suffocation et tous les phénomènes du pseudo-croup (*laryngite striduleuse*), affection généralement sans gravité et qui néanmoins fait naître les plus vives inquiétudes dans une famille. Souvent on observe simultanément une angine légère avec concrétions molles sur les amygdales gonflées. Ces signes, qui aux yeux des personnes étrangères à l'art en imposent pour le croup, se prolongent rarement au-delà de la période d'invasion.

Les charlatans ne manquent jamais de déclarer mortels les maux de gorge de cette sorte ; ils assurent aux assistants, déjà effrayés et enclins à l'exagération, que les concrétions naturelles de l'amygdale sont des fausses membranes *croupales et diphthéritiques* et qu'une intervention énergique de leur part peut seule sauver le malade. Cependant leur honteuse tromperie n'est pas toujours couronnée de succès. L'enfant de l'un de mes amis fut un jour atteint d'une indisposition de ce genre ; le médecin, peu consciencieux, annonça, suivant son habitude, une angine couenneuse très-grave ; mon ami, étonné de ce diagnostic, envoya de suite chercher un second médecin ; celui-ci rassura la famille, défendit tout traitement actif et prédit pour le lendemain une guérison qui ne s'est pas fait attendre.

Quelquefois le début soudain de la rougeole détermine des *convulsions* chez les enfants prédisposés à ces accidents ; j'ai vu cet hiver plusieurs cas de ce genre. En général, il s'agit simplement des phénomènes réactionnels d'un système nerveux excitable. Il est des enfants chez lesquels l'invasion brusque d'une maladie aiguë quelconque détermine toujours des mouvements convulsifs, qui cessent soit d'eux-mêmes, soit sous l'influence d'un calmant inoffensif. Cependant il existe des cas dans lesquels les convulsions se continuent et où il se développe par la suite une véritable méningite, maladie fatalement mortelle.

Les convulsions sont des symptômes qui effraient toujours au plus haut degré l'entourage d'un enfant malade; aussi les hommes de mauvaise foi dont il a été question, savent-ils parfaitement faire tourner à leur profit cette frayeur bien naturelle ; ils l'entretiennent, ils l'excitent par leur pronostic alarmant et comme les convulsions cessent ordinairement d'elles-mêmes, ils obtiennent encore ici un succès des plus faciles ; lorsque, par hasard, il y a méningite, on dit qu'ils ont eu raison puisqu'alors leurs prédictions sinistres s'accomplissent toujours. C'est ainsi qu'ils tentent de suppléer au savoir par une exagération constante et systématique.

Si la rougeole se développe avec une certaine intensité, la fluxion qui s'opère à la surface des téguments internes (membranes muqueuses) a lieu sur une plus grande étendue ; elle atteint la surface intestinale, par exemple. On constate alors une *diarrhée muqueuse* d'abondance variable (catarrhe intestinal), qui commence vers la fin de la période d'invasion et se prolonge parfois pendant presque toute la maladie ; les matières contiennent un peu de sang et les charlatans décorent du nom de dyssenterie grave ce flux naturel, lequel en réalité est rarement assez violent pour faire naître quelque inquiétude.

La complication la plus commune et la plus dangereuse de la rougeole est, sans contredit, l'exagération du symptôme *catarrhe des bronches* (bronchite). Lorsque l'inflammation est assez violente pour s'étendre aux petits tuyaux distributeurs de l'air dans les poumons, elle y provoque une sécrétion abondante dont les produits visqueux tendent à en obstruer complètement le calibre déjà rétréci par le gonflement de leurs parois ; le malade est alors exposé à tous les dangers de la bronchite capillaire : cette complication est la cause la plus ordinaire de la mortalité dans la rougeole. Lorsque le catarrhe existe déjà antérieurement ou qu'il est très-intense dès le début, la période d'invasion se prolonge et l'éruption sort pâle et sans éclat ; s'il ne devient violent qu'après l'apparition de l'éruption, celle-ci s'affaisse subitement et l'on dit vulgairement que la *rougeole est rentrée et s'est jetée sur la poitrine*. Cette assertion est une erreur profonde ; on prend ici la cause pour l'effet : l'inflammation qui siége à la muqueuse bronchique constitue un révulsif puissant qui met obstacle à la production de la congestion périphérique ; de plus, l'inflammation des petites bronches gênant considérablement les fonctions respiratoires, le malade tombe dans un collapsus, une faiblesse générale, due à un commencement d'asphyxie, état dans lequel une congestion active, telle que l'éruption rubéolique ne peut certainement pas exister. La rétrocession de l'exanthème est toujours l'effet et non la cause d'une complication viscérale quelconque.

Dans le cas de bronchite capillaire, la fièvre ne tombe pas au septième ou au huitième jour comme dans la rougeole normale ; elle persiste jusqu'à la résolution du catarrhe ou jusqu'à la mort. Cette dernière terminaison est la plus commune lorsque la majorité des petites bronches a été obstruée, et la mort arrive par asphyxie lente ou quelquefois par asphyxie brusque. D'autres fois, le catarrhe initial a une intensité médiocre, la rougeole suit son cours ordinaire ; puis à la fin de la maladie, après une imprudence, par exemple, la fièvre se rallume et l'on voit éclater une bronchite capillaire. Cette variété fort insidieuse est aussi redoutable que la précédente. Pendant l'épidémie qui vient d'avoir lieu, j'ai vu plusieurs cas de ce genre, conduits heureusement à la guérison.

Les individus cités précédemment et dont la prétendue science n'est prouvée par aucun grade, s'empressent, même lorsque la bronchite est légère, d'affirmer hautement l'existence d'une *fluxion de poitrine* et de certifier que l'enfant succomberait bientôt sans leurs soins assidus. Cette fraude a toujours le même but : l'établissement de leur réputation et la réclamation d'honoraires élevés. C'est avec la même intention qu'ils diagnostiquent une fracture quelconque toutes les fois qu'ils sont appelés après un accident ; leurs victimes ne peuvent les contredire avec connaissance de cause, car la médecine et la chirurgie sont des sciences trop spéciales et malheureusement trop peu connues du public.

L'exagération et la persistance des déterminations locales de la rougeole en constituent les suites.

Ainsi le catarrhe nasal (coryza) devient quelquefois chronique ; ses produits sont alors purulents, fétides et le mal est appelé *ozène*. — L'inflammation des paupières (catarrhe oculaire) subsiste, augmente et donne naissance à une ophthalmie grave. — La laryngite prolongée peut altérer définitivement le timbre de la voix. — Des écoulements de l'oreille, des gangrènes circonscrites, des engorgements ganglionnaires sont parfois les reliquats de la rougeole chez les sujets entachés de scrofule. — Le catarrhe des bronches, quand il ne guérit pas entièrement, finit après diverses oscillations par s'accentuer de nouveau ; il se localise dans la partie supérieure des poumons et produit une sorte de phthisie pulmonaire acquise, qu'il ne faut pas confondre avec la phthisie tuberculeuse. On conçoit aussi que la rougeole, par la fluxion qu'elle provoque dans les poumons pendant toute sa durée, doive précipiter l'évolution des tubercules chez les sujets qui en sont affectés antérieurement. — Enfin, dans des circonstances très-rares, l'une de ses suites est la maladie rapidement mortelle improprement appelée phthisie aiguë ou galopante et plus rationnellement désignée sous le nom de *granulose miliaire aiguë*, le mot phthisie impliquant l'idée d'une affection très-lente.

TRAITEMENT

La rougeole, de même que la plupart des maladies, se manifeste à divers degrés d'intensité. Elle n'est souvent qu'une affection bénigne dont les victimes sont très-rares ; quelquefois, au contraire, elle devient redoutable et le génie épidémique est sans pitié pour la plupart de ceux qu'il frappe. En France, chacun devant tôt ou tard la contracter, il n'est pas inutile que, pendant les épidémies bénignes, les enfants en soient atteints, puisqu'ensuite ils jouissent généralement d'une immunité complète pendant tout le reste de leur existence.

Néanmoins, dès que la gravité des cas se prononce et dès qu'il se manifeste quelque mortalité parmi les sujets infectés, la prudence la plus élémentaire ordonne de se préserver du fléau et de mettre en œuvre tous les moyens prophylactiques.

La rougeole étant éminemment contagieuse, la *prophylaxie* la meilleure et la seule possible consiste à isoler rigoureusement des malades et de leur entourage tous les enfants ou les adultes qui n'en ont jamais été atteints et qui se trouvent ainsi en état de réceptivité. Si le fléau se montre sévère, il convient d'ordonner le licenciement des écoles et d'engager les familles à éloigner leurs enfants de la localité pendant la durée totale de l'épidémie.

Le *traitement* de la rougeole doit être avant tout hygiénique ; on ne doit se servir de médicament que lorsqu'il survient quelques complications. Si la maladie suit son cours naturel, les moyens mis en usage pour en abréger la durée ou pour en diminuer l'intensité, sont tous inutiles ou même nuisibles.

On serait tenté de croire que les antiseptiques dussent avoir dans cette maladie une influence heureuse, puisque ces substances empêchent le développement des organismes inférieurs analogues à ceux dont la présence dans le sang constitue la rougeole. Dans plusieurs cas de moyenne intensité, j'ai fait prendre à doses convenables et dès le début de la fièvre des préparations phéniquées, que l'on a continuées jusqu'à la convalescence ; contrairement aux promesses de la théorie, les malades n'en ont pas bénéficié d'une manière sensible.

On s'abstiendra donc de tout médicament dans les cas simples et l'on se bornera à des prescriptions salutaires relativement au régime et aux soins corporels.

Pendant l'état fébrile, l'abstention complète de toute alimentation est nécessaire si la langue est chargée et si le malade a de l'inappétence. Dans le cas contraire, une demi-diète n'est nullement nuisible et l'on permettra avec avantage, surtout aux enfants, du lait, du bouillon et des soupes.

Comme boisson, on a l'habitude en France de donner des tisanes tièdes et légèrement sucrées, faites avec de l'orge, du tilleul, de la bourrache, du sureau, des fleurs pectorales, etc. Il convient de ne faire les infusions qu'avec une ou deux de ces plantes à la fois ; qu'elles ne soient ni trop fortes, ni préparées longtemps d'avance et qu'elles ne ressemblent pas, comme j'en vois souvent, à un jus noir et concentré, produit de la décoction prolongée d'un grand nombre d'herbes dans un pot de terre. La tisane doit être une boisson agréable et non un remède répugnant. Je me suis souvent félicité d'avoir choisi la limonade ordinaire. Beaucoup de médecins étrangers ordonnent de l'eau pure que l'on a laissé séjourner pendant quelque temps dans la chambre ; ils certifient et ils prouvent que jamais cette permission n'a été suivie du moindre accident : « Il est cruel et même nuisible de refuser aux malades consumés par la fièvre et la soif le seul soulagement qu'ils réclament et de les forcer à boire au lieu d'eau fraîche de l'eau chaude ou des infusions chaudes. » (Niemeyer). L'usage des boissons chaudes dans les fièvres est donc un préjugé appelé comme tant d'autres à disparaître.

Une température modérée régnera dans la chambre du malade ; elle sera de 15 à 20° centigr. ; les couvertures de son lit ne doivent être ni trop abondantes ni trop épaisses : l'exagération de ces précautions est toujours nuisible. La clarté de l'appartement doit être légèrement diminuée à cause de l'inflammation des paupières et de la photophobie, et il ne faut pas oublier chaque jour de renouveler l'air avec soin, en couvrant le malade un peu plus que de coutume pendant cette opération.

Un ancien préjugé, qui existe encore dans certaines localités, consiste à laisser les individus atteints de rougeole pendant quinze jours sans les laver ni renouveler leur linge. Cet usage malpropre est un excès de précaution complètement inutile; l'éruption rubéolique n'est nullement influencée par les soins de propreté et jamais l'on n'a vu chez un malade la rougeole rentrer et les complications surgir pour avoir changé de linge. Naturellement on doit se servir d'eau tiède pour les lavages, et les linges de corps, ainsi que les draps doivent être chauffés avant d'être mis en contact avec la peau.

Les malades resteront au lit tant que le médecin constatera le plus léger symptôme de fièvre; ils garderont la chambre jusqu'à la disparition complète de la toux et du catarrhe bronchique, et, longtemps après la maladie, on s'appliquera encore à combattre avec la plus grande sollicitude le moindre accident pulmonaire.

Telle est la conduite à tenir dans les cas de rougeole normale; le médecin en reste simple spectateur, lorsqu'elle parcourt régulièrement toutes ses phases; mais, dès qu'un danger quelconque vient menacer le malade, il intervient promptement et oppose de suite au nouvel ennemi une résistance énergique.

Je dirai peu de mots sur le traitement des complications de la rougeole; c'est celui que l'on emploie dans les maladies qui les constituent lorsqu'elles se montrent isolément et le développement de ce sujet entraînerait des considérations scientifiques trop profondes et trop nombreuses.

Chez les adultes lorsque la toux est violente et opiniâtre, on fera prendre le soir quelques cuillerées à café de sirop diacode, d'opium, de codéïne ou de morphine dans une potion ou dans une infusion de tilleul. Pendant la première enfance, où l'on doit sévèrement proscrire toute préparation contenant de l'opium, on donnera un vomitif et un peu de tilleul additionné d'eau de fleurs d'oranger; dans la seconde enfance, c'est-à-dire après la première dentition, on emploiera le même moyen et l'on ne fera usage des sirops précédents que sur la prescription expresse du médecin.

Pendant la période d'état de la rougeole, un symptôme commun à toutes les complications d'une certaine gravité est la disparition brusque de l'éruption. Elle a lieu, comme nous l'avons vu, toutes les fois qu'une violente inflammation d'un organe interne vient entraver la marche naturelle de la maladie et elle est l'effet du collapsus général que produit nécessairement toute affection grave. Naturellement l'indication principale est de combattre avec énergie cette inflammation, par les moyens ordinaires que l'art met à notre disposition, et non pas de s'évertuer aveuglément à vouloir quand même rappeler l'exanthème sans penser à supprimer la cause unique de sa rétrocession. Par conséquent, dans les cas semblables, il convient de répudier les frictions avec des substances irritantes, les bains chauds sinapisés, l'enveloppement dans les draps imbibés d'une décoction de farine de moutarde et toutes les pratiques de ce genre ; elles sont toujours dangereuses et irrationnelles, puisque non-seulement elles laissent subsister la cause de la disparition de l'éruption, mais encore elles aggravent toujours cette phlegmasie que l'on doit avant tout s'appliquer à combattre et sans la décroissance de laquelle l'éruption rubéolique ne se reproduit pas.

Dans certains cas de rougeole maligne, lorsque, par suite d'une fièvre très-violente, la température du corps s'élève à 40° que cette fièvre n'est pas produite par une inflammation compliquant la maladie ; qu'elle n'est que l'effet d'un empoisonnement rubéolique très-prononcé, et que le collapsus dans lequel elle jette le malade fait pâlir l'éruption, on emploie aujourd'hui avec succès une médication qui serait jugée très-pernicieuse par les anciens médecins, partisans des préceptes proscrits ci-dessus : on pratique rapidement sur le corps du malade, avec une grosse éponge, des affusions d'eau froide et l'on renouvelle cette opération tous les jours une ou plusieurs fois. Sous l'influence de ces manœuvres hydrothérapiques, faites avec toutes les précautions nécessaires, la température s'abaisse, la fièvre diminue, l'éruption acquiert une rougeur plus vive et le patient ressent un soulagement très-marqué. Malheureusement ces moyens héroïques ne pourront être admis dans la pratique ordinaire que quand le temps et l'instruction auront déraciné les anciens préjugés, désavoués par la science et dont le public est imbu.

Châlons. imp. Le Roy. — 2737

www.ingramcontent.com/pod-product-compliance
Ingram Content Group UK Ltd.
Pitfield, Milton Keynes, MK11 3LW, UK
UKHW012306240726
13966UKWH00004B/1685